新农村

防病知识丛书

预防接种

第2版

主编　郑寿贵　陈恩富

人民卫生出版社

图书在版编目（CIP）数据

预防接种 / 郑寿贵，陈恩富主编 . —2 版 . —北京：
人民卫生出版社，2018
（新农村防病知识丛书）
ISBN 978–7–117–26883–7

Ⅰ.①预… Ⅱ.①郑…②陈… Ⅲ.①预防接种 – 基
本知识 Ⅳ.①R186–49

中国版本图书馆 CIP 数据核字（2018）第 119421 号

| 人卫智网 | www.ipmph.com | 医学教育、学术、考试、健康，购书智慧智能综合服务平台 |
| 人卫官网 | www.pmph.com | 人卫官方资讯发布平台 |

新农村防病知识丛书

预 防 接 种
第 2 版

主　　编：郑寿贵　陈恩富
出版发行：人民卫生出版社（中继线 010-59780011）
地　　址：北京市朝阳区潘家园南里 19 号
邮　　编：100021
E - mail：pmph @ pmph.com
购书热线：010-59787592　010-59787584　010-65264830
印　　刷：三河市潮河印业有限公司
经　　销：新华书店
开　　本：850×1168　1/32　印张：2.5
字　　数：58 千字
版　　次：2010 年 5 月第 1 版　2019 年 2 月第 2 版
　　　　　2020 年 12 月第 2 版第 4 次印刷（总第 6 次印刷）
标准书号：ISBN 978-7-117-26883-7
定　　价：15.00 元

打击盗版举报电话：010-59787491　E-mail：WQ @ pmph.com
（凡属印装质量问题请与本社市场营销中心联系退换）

再版序

　　健康是群众的基本需求。十八届五中全会上,党中央提出了"推进健康中国建设"战略。可以预见,未来5年,我国将以保障人民的健康为中心,以大健康、大卫生、大医学的新高度发展健康产业,尤其是与广大农民朋友相关的基层医疗卫生,将会得到更快速的发展。在农村地区,发展与农民相关的健康产业,将大有可为。农民朋友也将会进一步获益,不断提升健康水平。

　　健康中国,必将是防与治两条腿一起走路的。近年来,随着医疗改革进入深水区,政府投入大量财力以解决群众"看病难、看病贵"的问题,使群众小病不出社区,方便就医。其实,从预防医学的角度来看,病后就诊属于第三级的预防,更有意义的举措应该是一级预防,即未病先防。而一级预防的根基就在于群众健康意识的提升,健康知识的普及,健康行为的遵守。农民朋友对健康的需求是日益迫切的,关键是如何将这种迫切需求转化为内在的动力,在预防疾病、保障健康上做出科学的引导。

　　这也是享受国务院特殊津贴专家,郑寿贵主任医师率队编写此套丛书的意义所在。自2008年起该丛书陆续与读者见面,共计汇编18册。时隔8年,为了让这套农民朋友喜闻乐见的健康读本有更强的生命力,人民卫生出版社特约再版,为此编者召集专家又进行了第2版修编,丰富了内容,更新了知识点,也保留了图文并茂、直观易懂的优点,相信会继续为农民朋友所喜欢。

呼吁每一位读者都积极参与到健康中国的战略实施中,减少疾病发生,实现全民健康。

浙江省卫生和计划生育委员会

60 多年前,世界卫生组织(WHO)就提出了健康三要素概念:"健康不仅是没有疾病或不虚弱,且是身体的、精神的健康和社会适应良好的总称。"1989 年,WHO 又深化了健康的概念,认为健康包括躯体健康、心理健康、社会适应良好和道德健康。1999 年,80 多位诺贝尔奖获得者云集纽约,探讨"21 世纪人类最需要的是什么",这些人类精英、智慧之星的共同结论是:健康!

然而,时至今日,"没有疾病就是健康"仍是很多农民朋友对健康的认识,健康意识的阙如,健康知识的匮乏,健康行为的不足,使他们最易遭受因病返贫、因病致贫。

社会主义新农村建设,是中国全面建设小康社会的基础。"要奔小康,先保健康",没有农民的健康,就谈不上全国人民的健康。面对 9 亿多农民的健康问题,我们可以做得更多!

为满足农民朋友对健康知识的渴求,基层卫生专家们积多年工作经验,从农民朋友的角度出发,陆续将有关重点传染病、常见慢性病、地方病、意外伤害等农村常见健康问题编写成普及性的大众健康丛书。首先与大众见面的是该套丛书的重点传染病系列。该丛书采用问答的形式,图文并茂,通俗易懂,相信一定会为广大农民朋友所接受。

我们真诚地希望,这套丛书能有助于农民朋友比较清晰地认识"什么是健康""什么是健康行为""常见病如何预防""生了病该如何对待"等问题,从而做到无病先防、有病得治、病后康复,促进健康水平的提高。

拥有健康不一定拥有一切,失去健康必定失去一切!

中国工程院院士 李兰娟

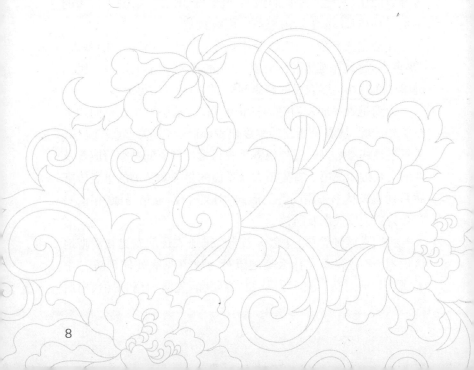

目录

1. 什么叫预防接种？

预防接种，俗称"打预防针"，就是通过注射或口服等方法使疫苗等人工制成的生物制品进入体内，帮助人体产生针对某种传染病的抵抗力，预防和控制传染病的发生和流行。

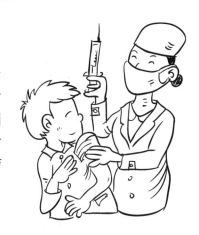

2. 什么是疫苗？

疫苗是指为了预防、控制传染病的发生、流行，用于人体预防接种的疫苗类预防性生物制品。是利用病原微生物及其代谢产物，经过人工减毒、灭活或基因工程等方法制成，用于预防传染病的自动免疫制剂。常见的疫苗有减毒活疫苗、灭活疫苗。减毒活疫苗通过病原微生物制备，丧失了致病性但仍保持一定的剩余毒力，能使人体产生抵抗力但不会致病。灭活疫苗则是由病原体的培养物通过化学或物理方法灭活制成，其完全丧失致病力但仍具有免疫原性。

3. 预防接种有什么作用？

预防接种是预防和控制传染病最简便、最经济、最有效的措施，它不仅可以让受种者获得针对传染病的抵抗力，还可以在人群中建立免疫屏障，从而有效地预防相应传染病的蔓延和流行。通过预防接种，1980 年全球消灭了天花，2000 年我国被证实为无脊髓灰质炎国家。目前我国正朝着继续保持无脊灰状态、消除麻疹、控制乙肝、进一步降低疫苗可预防传染病发病率的目标而努力。

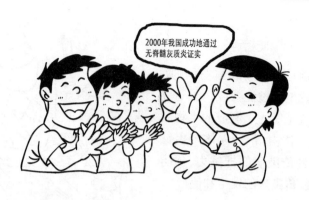

2000年我国成功地通过无脊髓灰质炎证实

4. 接种疫苗是怎样预防传染病的?

很多人得了麻疹等疾病后就不会再得第二次,疫苗预防传染病的原理也与此类似。原因在于:外来入侵的细菌、病毒等病原体进入人体后,刺激人体产生了相应的抗体等,当这种细菌或病毒再次入侵时,抗体就会发挥作用将其清除,避免再次感染。

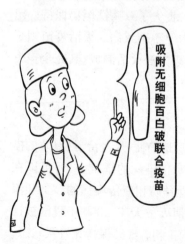

吸附无细胞百白破联合疫苗

疫苗接种就是模拟了这一过程,它通过处理使进入人体的病原体丧失了毒性,让人体在不生病的情况下产生相应的抵抗力。

值得注意的是预防接种有很强的针对性,如注射麻疹疫苗只能预防麻疹,不会产生对其他传染病的抵抗力。所以通常人们需要打多种疫苗以预防多种传染病。

5. 哪些人有必要打预防针?

不同疫苗的适应人群可能会有区别,但普遍地说,只要人们没有得过疫苗相应的传染病,就有必要打预防针,其中儿童、高危暴露者、年老体弱者是预防接种的重点人群。这是因为儿童的抵抗力较弱,容易感染传染病,为了提高儿童抵抗传染病的能力,就需要有计划、按时地进行预防接种。

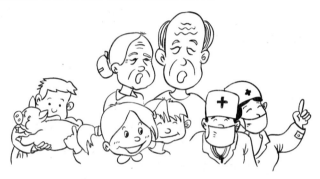

高危暴露者是指因为生产劳动、职业活动而不可避免地接触传染病患者、被感染动物或病原体污染物的各类人群,如医师、护士、家禽家畜业主、野外工作者、传染病患者的密切接触者等。高危暴露者应根据接触传染病的种类,选择相应的疫苗进行预防接种,以免受传染病的侵袭。

年老体弱者尤其是慢性病患者,身体机能逐渐衰退、抵抗力下降,容易感染各种细菌、病毒而得病,因此要在医师的指导下进行必要的预防接种,以减少和防止传染病的发生。

6. 为什么儿童必须进行预防接种?

对儿童进行预防接种是国家法律所规定的,政府和家长都有义务确保儿童预防接种的顺利进行。《中华人民共和国传染病防治法》与《疫苗流通和预防接种管理条例》对此有明确规定:国家实行有计划的预防接种制度和对儿童实行预防接种证制度,国家免疫规划项目的预防接种实行免费;医疗机构、疾病预防控制机构与儿童的监护人应当相互配合,保证儿童能及时接受预防接种。

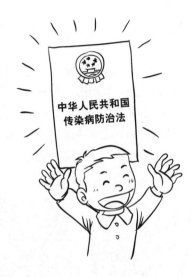

7. 什么是国家免疫规划?

国家免疫规划是指按照国家或省、自治区、直辖市确定的疫苗品种、免疫程序或者接种方案,在人群中有计划地进行预防接种,以预防和控制传染病的发生和流行。

8. 为什么要扩大免疫规划?

为提高全民素质,保障儿童身体健康,避免受到相关传染病的侵害,伴随着国民经济发展,国家将逐步把一些通过预防接种可以预防传染病的疫苗纳入到国家免疫规划中。

2007年3月,温家宝总理在十届全国人大五次会议的《政府工作报告》中提出了"扩大国家免疫规划范围,将甲肝、流脑等15种可以通过接种疫苗有效预防的传染病纳入国家免疫规划"的要求。主要内容一是扩大纳入国家免疫规划疫苗的种类,即将全国现行的6种疫苗逐步增加到12种;二是扩大预防接种的人群,即将原先仅对儿童实施预防接种,扩大到部分疫苗对重点地区和重点人群的成人接种;三是纳入国家免疫规划的疫苗和接种全部免费,所有费用都由国家和省级财政支付。

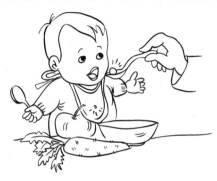

9. 什么是第一类疫苗和第二类疫苗?

根据《疫苗流通和预防接种管理条例》的规定,疫苗可分第一类疫苗和第二类疫苗。

第一类疫苗:指政府免费向公民提供,公民应当依照政府的规定接种的疫苗,包括国家免疫规划疫苗,省级人民政府在执行国家免疫规划时增加的疫苗,县级及以上人民政府或者其卫生计生行政部门组织开展的群体性预防接种所使用的疫苗。接种第一类疫苗由政府承担费用,因此又称免费疫苗。

第二类疫苗:指由公民自费并且自愿受种的其他疫苗。接种第二类疫苗由受种者或者其监护人承担费用,因此又称自费疫苗。

10. 目前哪些疫苗是免费接种的?

现行免费接种的国家免疫规划疫苗包括儿童常规接种疫苗和重点人群接种疫苗。儿童常规接种的疫苗有:乙肝疫苗、卡介苗、脊髓灰质炎疫苗、百白破疫苗、白破疫苗、麻风疫苗、麻腮风疫苗、甲肝疫苗、乙脑疫苗、A群流脑多糖疫苗、A群C群流脑多糖疫苗;重点人群接种疫苗有:在重点地区对重点人群进行出血热疫苗接种;发生炭疽和钩端螺旋体病疫情时,对重点人群应急接种的炭疽疫苗和钩端螺旋体疫苗。

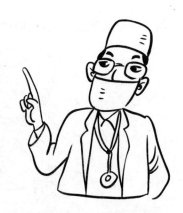

11. 免费接种的疫苗预防哪些疾病?

通过接种扩大国家免疫规划疫苗,可以预防乙型病毒性肝炎、结核病、脊髓灰质炎(小儿麻痹症)、百日咳、白喉、破伤风、麻疹、风疹、流行性腮腺炎、流行性乙型脑炎、流行性脑脊髓膜炎、甲型病毒性肝炎、流行性出血热、炭疽和钩端螺旋体病等 15 种传染病。见表 1。

表 1　国家免疫规划疫苗与预防疾病对应表

序号	疫苗种类	预防传染病种类	备注
1	乙肝疫苗	乙型病毒性肝炎	原免疫规划疫苗
2	卡介苗	结核病	原免疫规划疫苗
3	脊髓灰质炎疫苗	脊髓灰质炎	原免疫规划疫苗,新疫苗逐渐替换
4	百白破疫苗(基础)	百日咳 白喉 破伤风	原免疫规划疫苗,新疫苗替换
5	白破疫苗(加强)		原免疫规划疫苗
6	麻腮风联合疫苗 (麻疹风疹联合疫苗)	麻疹 风疹 流行性腮腺炎	新加入疫苗,替换麻疹疫苗

序号	疫苗种类	预防传染病种类	备注
7	乙脑疫苗	流行性乙型脑炎	新加入疫苗,原有 16 个省份纳入免疫规划,现扩大至全国范围
8	A 群流脑疫苗(基础)	A 群流行性脑脊髓膜炎	新加入疫苗,原有部分省份纳入免疫规划,现扩大至全国范围
	A 群 C 群流脑疫苗(加强)	A 群和 C 群流行性脑脊髓膜炎	新加入疫苗
9	甲肝疫苗	甲型病毒性肝炎	新加入疫苗
以上为儿童免疫规划疫苗,以下为重点人群接种的疫苗			
10	出血热疫苗	流行性出血热	新加入疫苗 对重点地区重点人群接种
11	炭疽疫苗	炭疽	新加入疫苗 疫情控制储备疫苗
12	钩端螺旋体疫苗	钩端螺旋体病	新加入疫苗 疫情控制储备疫苗

12. 国家免疫规划疫苗的接种程序如何?

疫苗接种程序,也称免疫程序,是指对某一特定人群(如儿童)预防相应传染病需要接种疫苗的种类、时间、剂次、次序、剂量、部位及有关要求所做的具体规定。扩大国家免疫规划疫苗的接种须按照国家规定的免疫程序实施,见表 2。

表 2　国家免疫规划疫苗儿童免疫程序表（2016 年版）

| 疫苗种类 | | 接种年（月）龄 | | | | | | | | | | | | | | |
名称	缩写	出生时	1月	2月	3月	4月	5月	6月	8月	9月	18月	2岁	3岁	4岁	5岁	6岁
乙肝疫苗	HepB	1	2					3								
卡介苗	BCG	1														
脊灰灭活疫苗	IPV			1												
脊灰减毒活疫苗	OPV				1	2								3		
百白破疫苗	DTaP				1	2	3				4					
白破疫苗	DT															1
麻风疫苗	MR								1							
麻腮风疫苗	MMR										1					
乙脑减毒活疫苗	JE-L								1			2				
或乙脑灭活疫苗 1	JE-I								1,2			3				4

续表

疫苗种类		接种年（月）龄														
名称	缩写	出生时	1月	2月	3月	4月	5月	6月	8月	9月	18月	2岁	3岁	4岁	5岁	6岁
A群流脑多糖疫苗	MPSV-A							1		2						
A群C群流脑多糖疫苗	MPSV-AC												1			2
甲肝减毒活疫苗	HepA-L										1					
或甲肝灭活疫苗 2	HepA-I										1	2				

注：1. 选择乙脑减毒活疫苗接种时，采用两剂次接种程序。选择乙脑灭活疫苗接种时，采用四剂次接种程序；乙脑灭活疫苗第 1,2 剂间隔 7~10 天；

2. 选择甲肝减毒活疫苗接种时，采用一剂次接种程序。选择甲肝灭活疫苗接种时，采用两剂次接种程序

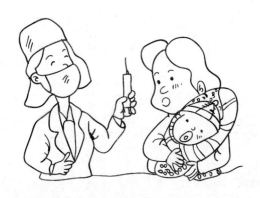

13. 为什么儿童要按免疫程序进行预防接种?

大多数疫苗只有按照规定的免疫程序进行预防接种,才能起到预防相应传染病的目的。免疫程序是指疫苗对接种对象的选择和时间上的合理安排,它包括接种疫苗种类、接种起始年龄、针次、间隔、复种时间以及联合免疫或多种疫苗同时接种等。不同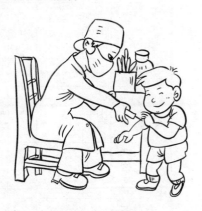的疫苗有不同的免疫程序,如乙肝疫苗要按规定的间隔时间完成 3 次才能产生足够的免疫力,有的疫苗打后过几年体内的免疫力会逐渐下降,还需要再接种加强。因此如不按照规定免疫程序,预防针可能打了白打,没有效果。

14. 目前哪些疫苗是自费接种的? 能预防哪些疾病?

目前我国常见的未纳入国家免疫规划的第二类疫苗有以下几种,见表3。

表 3　未纳入国家免疫规划的常见疫苗

制品名称	预防疾病	接种对象	免疫程序
灭活脊髓灰质炎疫苗 (IPV)	灭活脊髓灰质炎	2 月龄以上儿童（脊髓灰质炎疫苗替代疫苗）	4 剂次,2、3、4 月龄各接种 1 次,18~24 月龄加强 1 次。目前 2 月龄已纳入国家免疫规划,实行免费接种
b 型流感嗜血杆菌疫苗 (Hib)	b 型流感嗜血杆菌引起的脑膜炎、肺炎等	3 月龄以上儿童	4 剂次,6 个月以下儿童注射 3 针,间隔 1~2 个月,一年后加强 1 次;6~12 月龄儿童注射 2 针,间隔 1~2 个月,18 月龄时加强 1 次;1~5 岁儿童注射 1 针
吸附无细胞百白破灭活脊髓灰质炎和 b 型流感嗜血杆菌疫苗（五联疫苗）	百日咳、白喉、破伤风、脊髓灰质炎、脊髓灰质炎和 b 型流感嗜血杆菌感染	2 月龄以上儿童（百白破、脊髓灰质炎、髓灰质炎和 b 型流感嗜血杆菌疫苗替代疫苗）	4 剂次,2、3、4 月龄各接种 1 次,18~24 月龄加强 1 次
流感疫苗	流行性感冒	6 月龄以上人群	6 月龄~3 岁儿童注射 2 针,间隔 1 个月,每针 0.25 毫升;3 岁以上儿童或成人注射 1 针,每针 0.5 毫升;该疫苗在每年 9~12 月接种
水痘疫苗	水痘、带状疱疹	1 岁以上儿童和青少年	2 剂次,12~18 月龄接种 1 次,3 周岁接种 1 次
口服轮状病毒疫苗	轮状病毒腹泻	2 月龄~3 岁儿童	3 剂次,2~6 岁完成首剂,后续每剂间隔 12 个月以上
13 价肺炎球菌结合疫苗	肺炎球菌感染引起的肺炎	6 周龄至 15 月龄	4 剂次,基础免疫最早从 6 周龄开始,6 月龄内完成 3 针基础免疫,12~15 月龄时加强 1 次

续表

制品名称	预防疾病	接种对象	免疫程序
23 价肺炎球菌疫苗	肺炎球菌感染引起的肺炎	2 岁以上人群	1 剂次；高危人群 5 年后加强 1 剂次
狂犬病疫苗	狂犬病	暴露后免疫	五针法:0、3、7、14、28 天各 1 剂次 四针法:"2-1-1"方案(在 0 天注射 2 针剂,然后在 7、21 天时各注射一针剂)
		暴露前免疫	0、7、21(或 28)天各 1 剂次,1 年后加强 1 针,以后每隔 3～5 年加强 1 针
狂犬病免疫球蛋白	狂犬病	被犬严重咬、抓伤者	每千克体重 20IU,伤口浸润注射和肌内注射
霍乱疫苗	霍乱	2 岁或以上的儿童、青少年和有接触或传播危险的成人	初免须服 3 次,分别于 0、7、28 天口服,每次 1 粒。接受过本品免疫的人员,可视疫情于流行季节前加强 1 次,方法、剂量同前
二价人乳头瘤病毒疫苗(HPV)	宫颈癌(HPV-16 和 HPV-18 两种高危 HPV 病毒感染)	9～25 岁女性	3 针次,0、1、6 月各接种 1 次
手足口病疫苗	预防 EV71 感染所致的手足口病	半岁以上儿童	2 剂次,间隔 1 个月

15. 自费疫苗有必要打吗？

由于种种原因,自费疫苗暂时没有被纳入免疫规划,但并不是说这些疫苗就不需要打。家长可以根据经济状况、儿童的身体素质、传染病的流行趋势等给孩子选择自费疫苗,也可以给自己和家中老人接种流感、23价肺炎等疫苗。毕竟接种疫苗仍是当前最安全、最经济有效的预防传染病方法,如水痘的传染性强,危害大,儿童期患过水痘后很容易在今后体质下降时发出带状疱疹,如果及时接种了水痘疫苗,就能"一苗防二病"。

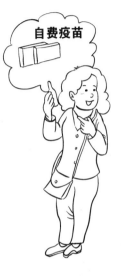

还有的家长顾虑自费疫苗的安全性,其实无论是免费还是自费疫苗,都是比较安全的,疫苗的研发过程有多道审批关口,被证实安全有效后才可以批量生产,在出厂前还要经过非常严格的检验程序。因此自掏腰包打的自费疫苗,其安全性与第一类疫苗一样,都是有保障的。

16. 什么是联合疫苗？

联合疫苗是将两种或两种以上的疫苗抗原成分结合起来,制成的单一疫苗制剂。联合疫苗的好处是可以减少接种的次数,同时一次接种能预防多种疾病或单个疾病的不同病毒型。但它绝对不是简单的组合疫苗,每种联合疫苗都是独立的经过科学研究的独立疫苗。目前常用的联合疫苗有白百破疫苗、麻腮风疫苗、五联苗等。

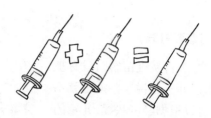

17. 家长为什么要主动为儿童办理预防接种证?

　　每个儿童都应当按照国家法律法规的规定及时办理预防接种证。家长在办理预防接种证后,接种门诊将为您的孩子建立接种档案,制定免疫程序。以后,接种门诊将根据您提供的登记信息,按免疫程序预约或通知接种,以确保儿童得到及时的接种服务。

18. 怎样办理儿童预防接种证?

　　预防接种证的办理按照受种者的居住地实行属地化管理。家长在儿童出生 1 个月内,应主动到儿童居住地预防接种门诊办理预防接种证。新出生的外来务工人员子女、计划外生育的儿童和以往未办理过接种证的儿童等,均可到现居住地的预防接种门诊办理预防接种证,所有的儿童可享有同等待遇。

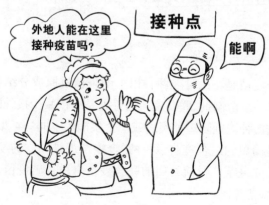

19. 预防接种证为什么要长期保管？

预防接种证是儿童终生必备的健康档案资料。接种证记录了儿童所有的接种信息，是儿童预防接种的有效证明。在儿童上幼儿园、小学时，校方都会要求家长提供接种证进行登记查验；成年后特殊就业或出国时，也会被要求提供接种证进行登记查验。所以预防接种证就如同"身份证"，一定要长期保管好。

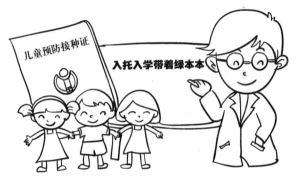

20. 预防接种证一旦遗失，该如何补办？

接种门诊在为儿童办理接种证时都会同时建立接种档案，并将接种信息详细记录在接种档案中。因此，当预防接种证遗失或损坏时，家长可到儿童原接种单位办理补证手续。

21. 宝宝改名了，与预防接种证上的名字不一致怎么办？

考虑到儿童的姓名会更改这一情况，接种前登记时医务人员除了要求记录接种儿童的基本信息，还要记录其父母的姓名及身份证号。儿童的姓名发生更改时，家长可携带预防接种证、更名后的户口本以及家长的身份证件至接种医院进行姓名更改。

22. 外出期间的儿童该到哪里打预防针？

如果儿童未完成规定预防针的接种，因故迁移、外出或寄居外地，可带上接种证到现住地的接种门诊继续完成规定疫苗的接种。在新居住地接种第一类疫苗，同样是免费的，家长不需顾虑。而且作为家长，有义务保证自己的孩子及时得到免疫服务，因此带孩子外出时应主动、及时地到新居住地预防接种门诊咨询、备案登记，防止漏打预防针。

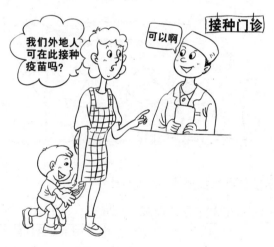

23. 预防针为什么要在预防接种门诊打？

预防针不同于普通药品，它有特殊的接种程序和贮存要求。因此，为了儿童的接种安全，常规的预防接种应在卫生行政部门认定的预防接种门诊进行。即使疫苗是比较安全的制剂，但万一接种后出现不适，能够在接种门诊得到及时救治。接种门诊应设置专门用房，配备疫苗专用冰箱和冷藏包、信息化管理设备、降温和取暖设备、消毒设备、急救药品等，接种医师应具有资质并经过专门的预防接种专业培训,考核合格后持证上岗。

因此,预防针需要在接种门诊打,而不能带回家自行注射。

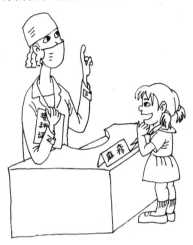

24. 儿童打预防针前家长应做哪些准备?

预防接种之前,家长应做好5件事:

①带上孩子的预防接种证,不要折叠、揉损,以便接种门诊打印或登记接种信息。

②告诉医师孩子的健康状况,如孩子是否生病,是否在上一次接种后出现过不适情况,是否对某些物质过敏等,让医师决定能否进行预防接种。

③了解本次需要接种的疫苗及疫苗针对的疾病,认真阅读签署《预防接种告知单》。

④保持接种部位皮肤清洁。冬天接种前最好先洗澡,换上柔软宽大的内衣。

⑤让孩子吃好,休息好,因为饥饿和过度疲劳时接种疫苗,容易发生晕针。

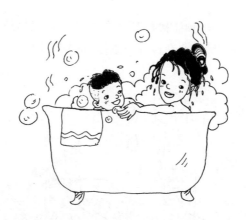

25. 儿童打预防针时家长应注意什么？

孩子打预防针时家长要做好配合工作,协助医师露出孩子需接种的部位,并固定好孩子的体位和注射部位的关节,以防孩子挣扎引起意外。同时稳定孩子情绪,不要过度哭闹。不要让小孩进食或嘴里含有食物,以免哭闹中发生气管堵塞等危险。

如何固定孩子的接种部位也有技巧,例如打卡介苗或其他需要打在儿童左胳膊上的疫苗时,家长应坐好后将孩子抱坐在自己的腿上,家长左臂抱紧儿童,使儿童头部靠在家长左肩部;将儿童右臂置于家长身后;家长用右臂固定儿童双腿,右手握住儿童左手,防止在接种过程中乱动。打儿童右上臂时则转换方向。大些的儿童可取坐位或立位,注射侧的手叉腰,必要时大人帮助固定。

26. 儿童打预防针后家长应注意什么？

预防接种后,家长要注意5件事:

①预防接种后要留在接种场所观察30分钟,无任何不适方可离开。

②口服脊灰疫苗后,半小时内不宜吃热食及哺乳。

③孩子打过预防针后要避免剧烈活动,不要吃辣椒等刺激性食物。

④对孩子细心照料,接种当天不要清洗接种部位,要注意保持针眼部位的清洁卫生,并留意观察。接种疫苗后,极少数人可能会出现接种反应,如果孩子出现了不适,应及时向接种门诊的医师反映,并采取相应的治疗措施。

⑤记住医师预约的下次预防接种的疫苗和接种日期,妥善保管好预防接种证。

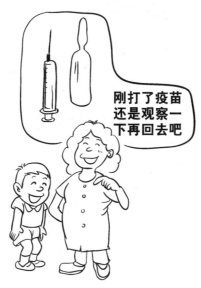

刚打了疫苗还是观察一下再回去吧

27. 为什么接种疫苗后要留观至少 30 分钟?

由于极少数的人在接种疫苗之后可能会出现过敏反应,而且大多数的过敏性休克发生在接种后 30 分钟内,如果此时不在医务人员的监护范围内,就容易发生生命危险。

28. 打预防针要忌口吗?

在接种疫苗期间,一些刺激性强的饮食,如浓咖啡、浓茶、带有酒精的饮料和辛辣食物等最好不要食用,因为这些食物可能会增加预防接种的反应。

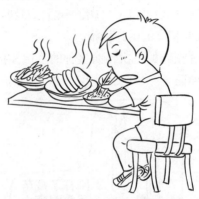

与疾病治疗不同的是,打预防针期间,鱼、蛋、肉等富含营养的食物也可以照常吃。由于打预防针为的是增强人体的免疫力,而免疫力依赖一些物质的共同作用,这些物质主要成分就是蛋白质。如果多吃含蛋白质丰富的食物,使制造免疫物质的原料增多,会促进免疫力的产生,同时也有利于儿童的生长发育。如果打完预防针就忌口,不吃这、不吃那,特别在 1 周岁内接种那么多的疫苗,长期反复忌口,反而影响儿童的健康发育。

29. 打预防针后能马上产生效果吗?

预防针打进人体后不会马上起效,需要经过一段时间才能产生免疫力,这段时间在医学上称为诱导期。一般来说,第一次接种的疫苗诱导期长,约 3~4 周才能产生抵抗力。所以,预防传染病的发生最好在这种传染病流行季节前 1 个月左右打预防针,这样在人群中传染病流行时,体内已产生抵抗力,就能起到预防的作用。比如流感通常在10月份起发生流行,那么9月份前后如能打上流感疫苗会起到很好的效果。

值得一提的是,当第二次接种同一种疫苗时,诱导期会缩短到1周左右。

30. 未按时接种的疫苗该如何补种?

因病、外出等原因未能按时接种疫苗的儿童应尽早进行补种。具体补种程序由接种门诊的医师根据孩子的情况制定,未完成国家免疫规划规定剂次的儿童,只需补种未完成的剂次,无需重新开始全程接种。

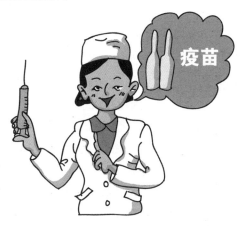

31. 当地没有某种传染病发生时,相应的预防针还要打吗?

由于预防接种的实施,有些传染病的发生率在局部地区可能已降到了非常低的水平,甚至基本消灭,但这并不意味着引起这些疾病的病原体已经绝迹,它们可能存在于其他地区。当今社会人流、物流频繁,这些病原体随时可能被传播扩散。如果不接种疫苗,一旦有传染源进入该地就会迅速造成流行,因此,虽然没有某种传染病发生,但是仍有必要打预防针,以建立人群稳固的免疫屏障。

举个例子,我国于 2000 年实现"无脊髓灰质炎"目标,但至今仍对全国儿童开展脊灰疫苗接种工作,就是因为世界上还有一些国家仍有脊髓灰质炎野病毒的传播,对于我国儿童来说,脊髓灰质炎的威胁并没有完全消除。2011 年,新疆发生输入性脊灰野病毒疫情,打破了中国持续 10 多年的脊灰零纪录。

32. 得传染病后,还需要打相应预防针吗?

有些传染病如麻疹、乙脑、白喉、甲肝等,在通常情况下,病原体只有一种型别,且不易发生变异,因此病后就不需要再注

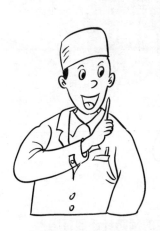

射相应的疫苗了。而有些传染病的病原体有菌型或病毒型的区别,如常见的流脑有 A 群和 C 群,患过 A 群流脑的儿童并不能抵抗 C 群流脑病毒的感染,因此仍应接种 C 群流脑疫苗。此外,有些传染病的病毒会发生变异,如流感病毒极易发生变异,人体对变异的新病毒没有抵抗力,容易被感染,因此患过流感的人,第二年仍应考虑打流感疫苗。

33. 接触传染病患者后,打相应预防针会有保护效果吗?

接触传染病患者后采取的紧急预防接种,称为应急接种。可以用于应急接种的疫苗要求其针对预防的传染病潜伏期长,接种后能较快地产生免疫力,而且对已处于潜伏期的患者接种

后没有危险性。应急接种的主要作用是防止传染病密切接触者的发病，或对处于潜伏期的患者减轻症状或减少并发症。如接触麻疹患者后，立即进行麻疹疫苗的应急接种，可以预防发病或减轻发病的症状。

34. 为什么有的人打过预防针后还得病?

疫苗的预防效果是肯定的，我国 1978 年开展计划免疫以来，脊髓灰质炎、麻疹、白喉等传染病都得到了有效控制。但是也有少数人接种疫苗后仍得病，这是因为疫苗的效果会受人体的健康情况、接种时机、接种针次、免疫途径等的影响。如果接种疫苗时，人体正处在传染病的潜伏期，此时抗体尚未产生，发病可能难以避免。再则通过预防接种获得的保护性抗体随着时间的推移会逐渐减少，甚至消失，此时也会被感染。

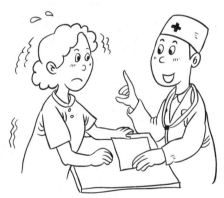

当然，绝大部分人按要求接种各种疫苗后是可以预防相应疾病的，即使得病，通常病情会相对较轻，并发症少，好得快。

35. 什么叫预防接种禁忌证?

通过接种疫苗达到预防疾病的目的，这对人体非常有益，但是,由于某些个体的反应性不正常或处于某种特殊病理生理状态,接种疫苗后,可能对自身带来某些损害,甚至引起严重的异常反应。为避免这类不良反应的发生,在预防接种过程中,比较具体地规定了哪些人群不能接种,即疫苗接种的禁忌证。疫苗接种的禁忌证可分为一般禁忌证和特殊禁忌证两类。

36. 预防接种的一般禁忌证包括哪些?

预防接种的一般禁忌证是指适用于各种疫苗接种的禁忌证,如患各种急性传染病、发热等患者,不能接种疫苗,可以待症状缓解或恢复健康后,在医师的指导下进行预防接种。

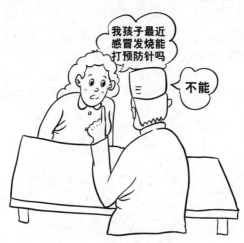

37. 预防接种的特殊禁忌证包括哪些?

特殊禁忌证是指针对某种疫苗所特有的禁忌,并不是对所有的疫苗都不能接种。不同疫苗的特殊禁忌证也有不同。如怀孕初期不能接种风疹疫苗、水痘疫苗、腮腺炎疫苗等;有神经系统疾病史的人,或在脊髓灰质炎流行期间,不宜接种百白破联合疫苗;患有湿疹等严重皮肤病的人,不宜接种卡介苗;有免疫功能低下或缺陷者,不能接种活疫苗等。

38. 近期使用丙种球蛋白的人,可以接种疫苗吗?

丙种球蛋白的主要成分是抗体,主要用于免疫缺陷病以及传染性肝炎、麻疹、水痘、腮腺炎、带状疱疹等病毒感染和细菌感染的防治等。近期打过丙种球蛋白的人,因丙种球蛋白会干扰新接种疫苗产生抗体,影响疫苗的效果,所以使用丙种球蛋白后应间隔3个月再接种麻风或麻腮风

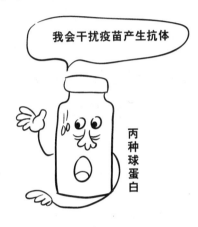

等疫苗,接种过麻风或麻腮风等疫苗后2周内避免使用免疫球蛋白。

39. 正在发热或患急性传染病的人,可以接种疫苗吗?

发热是大多数传染病发病的先兆。对正在发热的人接种疫

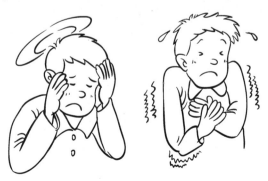

苗可能加剧病情,也可能因发热而降低疫苗接种的效果,还可能误将疾病的发热当作疫苗反应而影响以后的接种。因此,正在发热,特别是高热的人,应暂缓接种疫苗,待退热并体温稳定后再补种疫苗。

急性传染病患者接种疫苗,可能诱发、加重原有病情。因此不能接种疫苗,须等到身体痊愈后才可以接种。

40. 有过敏史的人,可以接种疫苗吗?

对疫苗中的某些成分有过敏史或既往接种疫苗有过敏史的人应慎用疫苗。对疫苗中的某些成分有过敏史者,如鸡蛋过敏者不能打流感疫苗等。既往接种疫苗有过敏史的人,如接种百白破疫苗出现高热、惊厥等异常情况者,以后不能再注射百白破疫苗。

确定疫苗中不含对过敏史者有危险性的过敏因素,在医师的指导下可进行预防接种。如鸡蛋过敏史者可以接种百白破等其他疫苗。但是如果是过敏体质的人,各种疫苗均需慎用,一般认为有过敏性哮喘、过敏性紫癜史者,各种疫苗均不宜接种。

41. 患有重症慢性疾病的人,可以接种疫苗吗?

患有重症慢性疾病的人接种疫苗后可能加重原有病情或使反应加重,因此,一般不建议接种疫苗。重症慢性疾病,通常指活动性肺结核、心脏代偿功能不全、急慢性肝肾病变、糖尿病、高血压、肝硬化、血液系统疾患、活动性风湿病、严重化脓性皮肤病、牛皮癣、湿疹等。当患者病情已长期稳定时,可以接种反应较小且意义较大的疫苗,如流感疫苗和肺炎疫苗等。

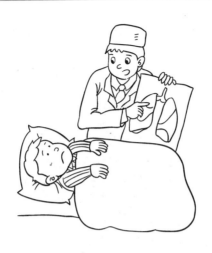

42. 免疫缺陷者可以接种疫苗吗?

免疫缺陷病是指由于免疫系统发育不全或遭受损害所致的免疫功能缺陷引起的疾病,包括先天性免疫缺陷病和继发性免疫缺陷病两大类。

凡患有白血病、淋巴瘤、全身恶性肿瘤、艾滋病,或进行免疫抑制剂治疗的婴幼儿和成人,感染传染病后往往会造成严重的后果,也不能接种活疫苗。而为了预防传染,这些患者可以按常规的免疫程序接种各种灭活疫苗。但免疫效果不如健康人,往往需要接种较大剂量的疫苗或多次进行加强接种。因此免疫缺陷者最好在医师的指导下,有选择性、有计划地进行预防接种。

43. 患有严重神经系统疾患和精神病的人,可以接种疫苗吗?

患有神经系统疾患和精神病的人,往往存在神经功能障碍和免疫功能异常,接种疫苗后可能影响抗体产生,有的甚至还会加重原有疾病。所以对脑或神经发育不正常,患有或曾经患过癫痫、癔症、脑炎后遗症、抽搐、惊厥等病症的人,接种疫苗应慎重,特别要避免接种乙脑疫苗、百白破联合疫苗和流脑多糖疫苗等。

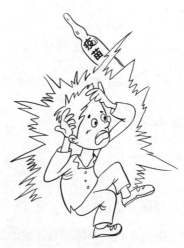

44. 严重营养不良的儿童,可以接种疫苗吗?

严重营养不良的儿童是指临床表现为进行性消瘦、体重减轻或水肿,常有脏器功能紊乱。他们可能存在胸腺退化,细胞免疫功能下降;同时由于体内蛋白质缺乏,影响抗体生成,所以接种疫苗后免疫效果往往不理想,最好是待营养不良状况改善后再接种。尤其是1岁以下的婴儿严重营养不良、严重先天畸形、严重佝偻病或消化功能紊乱及障碍者,暂不宜接种疫苗。

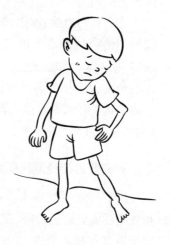

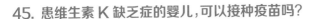

45. 患维生素 K 缺乏症的婴儿,可以接种疫苗吗?

维生素 K 缺乏症是由于维生素 K 缺乏引起的凝血障碍性疾病。因 3 个月内的婴儿每月都有预防针要打,当维生素 K 缺乏时,打预防针留下的针眼会出血不止,或在接种部位出现较大的瘀青,易被误认为是接种疫苗的异常反应而延误救治。因此,对明确患维生素 K 缺乏症,或有皮肤紫癜、黏膜出血、便血等凝血障碍症状的婴儿,不宜接种疫苗,需经治疗痊愈后,再按规定程序补种疫苗。

46. 不是在医院接生的新生儿如何接种?

由于这种新生儿没有经过正规医师接生和体检,出生后的健康状况不详,不能够排除有先天性疾病或存在其他不宜接种疫苗的禁忌证。因此为确保接种安全,防止意外发生,家长应先带新生儿到区级以上的医院体检,排除以上情况发生的可能性。有医院健康检查证明为健康婴儿的才给予接种。

47. 早产儿可以按正常程序打预防针吗?

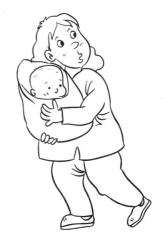

一般说来,早产儿也可以按常规的免疫程序进行接种,只是由于发育滞后,在接种某些疫苗时效果可能较差。尽管如此,我们还是应该尽早给早产儿进行免疫接种,因为早产儿一旦发生传染病,其病情可能比足月儿更严重。

但如果早产儿出生时体重少于

1500 克,或出生后伴有感染、黄疸、颅内出血、硬皮症等疾病的,因身体器官发育不成熟,预防接种后机体免疫反应不能正常进行,达不到防病目的,还可能诱发其他疾病,为此应适当推迟预防接种时间。

48. 家里的老人需要接种疫苗吗?

老年人免疫力低,并且常伴有慢性基础性疾病,容易成为病原微生物侵扰的对象,其受害程度远比其他年龄段人群要深,因此要尽早保护,防患于未然。预防接种疫苗是老人防病的重要措施,例如研究表明通过接种肺炎和流感疫苗能有效降低老人发生糖尿病、慢性动脉血管疾病、充血性心力衰竭以及肺部疾病等多种疾病的风险。目前适合老人接种的疫苗主要有肺炎球菌疫苗、流感疫苗等。

49. 什么是预防接种反应?

预防接种是通过接种疫苗使接种对象获得抵抗传染病的免疫力。但是,任何一种疫苗对人体来说都是一种外来物,个别受种者接种疫苗后在发生正常反应的同时,局部甚至全身可引起一系列的生理病理反应,表现出一定的症状体征,通常称之为预防接种反应。

50. 常见的预防接种反应有哪些表现?

常见的预防接种反应有局部反应和全身反应。局部反应一般在接种后数小时至 24 小时内发生局部红肿,并伴有轻度肿胀和疼痛;全身反应主要表现为发热,除体温上升外,个别受种者可能伴有头痛、乏力、全身不适等反应。

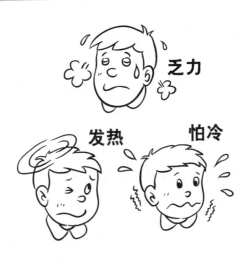

51. 发生预防接种反应怎么办?

大多数的预防接种反应为一般反应,不需特殊处理,只需适当休息,多饮开水,注意保暖,防止接种部位搔抓而继发感染或发生其他疾病。对较重的局部反应,如红、肿、硬块可用清洁毛巾热敷,每日数次,每次 10~15 分钟可帮助消肿,减少疼痛。卡介苗的局部反应不能进行热敷。对较重的接种反应,应及时到医院进行对症处理,同时向预防接种门诊反映。

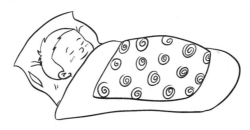

52. 什么是预防接种异常反应?

预防接种异常反应,是指合格的疫苗在实施规范接种过程中或者实施规范接种后造成受种者机体组织器官、功能损害,相关各方均无过错的药品不良反应。预防接种异常反应是由疫苗本身所固有的特性和受种者个体因素所引起的,其发生率极低,但反应相对较重,需要临床处置。绝大多数的异常反应经过治疗后不留永久性损害。最常见异常反应有过敏反应、无菌性脓肿、热性惊厥等。

53. 预防接种异常反应如何诊断、鉴定?

根据原卫生部下发的《预防接种异常反应鉴定办法》规定,预防接种门诊和疾病预防控制中心等单位发现或接到疑似预防接种异常反应报告时,应及时向所在地的县级卫生行政部门报告。县级卫生行政部门对需要进行调查诊断交县级预防接种异常反应调查诊断专家组调查诊断。

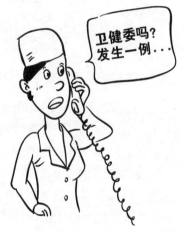

受种者或者监护人、接种单位、疫苗生产企业对预防接种异常反应调查诊断结论有争议的,可以在收到预防接种异常反应调查诊断结论之日起 60 日内,向接种单位所在地的市级医学会申请进行预防接种异常反应鉴定,并提交预防接种异常反应鉴定所需的材料。

54. 预防接种偶合其他疾病怎么办?

预防接种偶合症是指打预防针时,人体正处于某一传染病的潜伏期、前驱期或其他疾病的发病早期,打过预防针后按其病程恰好发病。偶合病症实际上是一种巧合,与预防接种不存在因果关系,即不论是否打预防针,这种疾病必然发生,因此偶合症不属于预防接种异常反应。

当预防接种后偶合其他疾病时,只要及时到医院就诊,针对原有的疾病或当前发生的疾病进行治疗即可。

55. 预防接种发生精神性反应怎么办?

精神性反应又称心因性反应,指在预防接种实施过程中或接种后因受种者心理因素发生的个体或群体性反应,临床上只有精神或自觉症状,而无任何器质性病变,常见的有晕针和癔症。

由于这类反应并非是接种疫苗直接引起,而是精神和心理因素所致,所以一般不需特殊治疗,可采取转移患者注意力或心理暗示治疗而得到缓解。

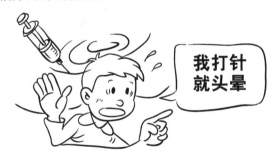

56. 打预防针期间发生了反应,剩下的疫苗还要打吗?

有些疫苗按规定需接种 2 次以上,如百白破疫苗需接种 4 次、乙肝疫苗需接种 3 次等。如果接种后引起严重的异常反应,那么同一种疫苗的剩余针次就不应再继续接种;如发生的反应仅属一般反应,须经医师查明原因后,在医师的指导下继续完成接种。

57. 打预防针后,怎么知道是否有效果?

想要知道打过预防针后有没有效果,可以通过4个方面去了解。

一是观察患病情况:打过预防针2周后,儿童没有感染预防针预防的那种传染病,特别是流行季节或周围有这种病流行时,仍没有被传染上,说明预防针的效果很好。

二是观察接种反应:比如接种卡介苗后,会在接种部位留下永久性瘢痕,俗称"卡疤",说明接种成功。

三是皮肤试验:通过锡克氏试验可以检测百白破疫苗的免疫效果。

四是测定血液中抗体情况:通过取血化验可以了解接种后血中抗体浓度,常见的有乙肝疫苗、麻疹疫苗、狂犬病疫苗等接种后的抗体水平测定。

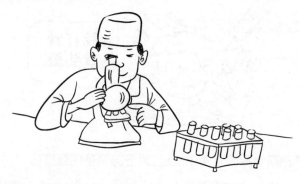

58. 为什么小孩一出生就要接种乙肝疫苗?

新生儿对乙肝病毒没有免疫力,而且免疫功能尚不健全,一旦受到感染,转为慢性乙肝病毒携带者的概率很高。经研究发现,婴儿接种乙肝疫苗后产生抗体和保护效果的能力比成人强而迅速;同时母婴传播是乙肝的主要传播途径,小孩一出生就打乙肝疫苗不仅可以有效地避免母婴传播,还可以迅速产生免疫效果。所以乙肝疫苗越早打越好,最好是一出生就打。

59. 哪些新生儿需要使用乙肝免疫球蛋白?

孕妇是乙肝病毒感染者,其所生的婴儿需要使用乙肝免疫球蛋白,在接种第一针乙肝疫苗的同时,最好同时在另一手臂上注射 200IU 的乙肝免疫球蛋白,以提高阻断母婴传播的概率。

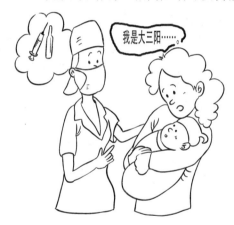

60. 除了新生儿,哪些人也应接种乙肝疫苗?

鉴于一旦感染乙肝病毒治愈困难,建议未感染过乙肝病毒的人,即血液化验乙肝三系全部阴性者,应尽早接种乙肝疫苗。但是急性或慢性严重疾病者,既往有过敏史者,严重脏器畸形者以及有发热、严重的皮肤湿疹等症状的除外。

除新生儿外,以下人群因感染乙肝病毒的危险性高,更需接种乙肝疫苗:幼儿园与托儿所的儿童;有职业危险的传染科、口腔科、血液透析室和经常接触血液的工作人员；使用血液制品者、血液透析者、器官移植前的患者；长期应用免疫抑制剂者和乙肝病毒携带者的家庭成员等。

61. 乙肝患者有必要接种乙肝疫苗吗？

没有必要。目前上市的乙肝疫苗都属预防性的疫苗，而非治疗性的。预防性的乙肝疫苗对乙肝患者和乙肝病毒携带者都不会产生有效的保护性抗体，也不能使乙肝表面抗原（HBsAg）和乙肝 e 抗原（HBeAg）转阴，因此无论是正在发病的乙肝患者，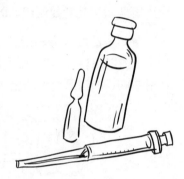

还是慢性乙肝携带者，都不需要注射乙肝疫苗。

62. 接种乙肝疫苗后不产生抗体怎么办？

按规定的针次、剂量和间隔时间注射乙肝疫苗后，经化验，如果乙肝表面抗体（抗 -HBs 或 HBsAb）阳性，即证明接种成功。部分人接种乙肝疫苗后却不能检出乙肝表面抗体，其原因很多，主要有：免疫反应能力低下；可能已经感染了乙肝病毒；已产生抗体但抗体水平较低。如果检测结果提示"乙肝三系"全阴，那么建议尝试更换乙肝疫苗的品种或增加乙肝疫苗的剂量再接种，实际操作中有一部分人通过此法可产生保护性抗体。

63. 接种过卡介苗是否就不会得结核病了？

"儿童要防痨，快种卡介苗"，卡介苗（BCG）是目前唯一用于预防结核病的疫苗。接种卡介苗后可预防儿童结核病，特别是能预防结核性脑膜炎和血性播散型结核病。随着卡介苗的广泛应用,严重结核病的发病率和死亡率都得到了有效控制,效果显著。

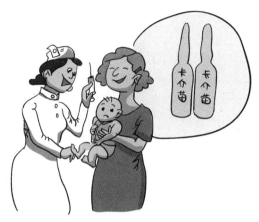

但是接种卡介苗后,还是不应和肺结核患者密切接触,因为反复接触有传染性的肺结核患者仍可导致结核菌感染,甚至发病。

64. 婴幼儿超过 3 个月龄还没接种卡介苗怎么办?

如婴幼儿超过 3 个月龄未接种卡介苗,必须先做结核菌素试验(又称 PPD 试验)判断是否已感染过结核菌,如检测阳性说明机体已受到了结核菌的感染,不需再接种卡介苗,结果阴性则可接种。通常各地的预防接种门诊都能做 PPD 试验。4 岁以上的儿童(含 4 岁)则不需要接种卡介苗。已接种卡介苗的儿童,即使"卡疤"未形成也不再需要补种。

65. 婴幼儿出现哪些情况时不宜接种卡介苗?

出现以下情况时:早产,难产有产伤者,或出生后伴感染、黄疽、颅内出血和硬皮症等,应暂缓接种,待足月后或伤病治愈后再补种。患各种急性传染病,以及病后恢复不到 2 个月的儿童也要暂缓接种。

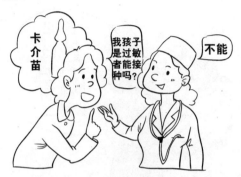

出现以下情况时不宜接种卡介苗:患有活动性结核病,或曾经患过结核病,或结核菌素试验阳性的儿童;发热,患严重心、肾、肝疾病者,患有癫痫、癔症和神经系统疾病者,患有脓疱疮、湿疹、荨麻疹等皮肤病者,患过敏性哮喘或有接种过敏反应者;患有免疫缺陷疾病、恶性肿瘤、白血病、淋巴瘤、艾滋病病毒感染,以及正在接受免疫抑制剂治疗和放射治疗者等。

66. 接种卡介苗后一般会有什么反应?

卡介苗接种后 2 周左右,打针部位可出现红肿、硬结,随后中央部逐渐软化,可自行破溃、结痂,最后痂皮脱落,留下永久性瘢痕,称为"卡疤",整个过程约 2~3 个月,这都属于正常反应。期间要注意接种部位的清洁卫生,避免抓破和继发感染,不能热敷。

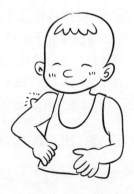

个别儿童接种卡介苗后可能反应较

重,局部红肿和硬结明显增大,并伴有同侧腋下淋巴结肿大,需要注意观察,可暂不特殊处理。如出现其他症状要及时与接种单位联系,并带孩子去医院诊治。

67. 目前脊髓灰质炎疫苗种类有哪些?

目前使用的脊髓灰质炎(脊灰)疫苗主要有两种:口服脊灰减毒活疫苗(OPV)和注射脊灰病毒灭活疫苗(IPV)。自 2016 年 5 月 1 日起,全国实施新的脊灰疫苗免疫策略,停用三价脊灰减毒活疫苗(tOPV,即常说的糖丸)。用二价脊灰减毒活疫苗(bOPV)替代三价脊灰减毒活疫苗(tOPV),并将脊灰灭活疫苗(IPV)纳入国家免疫规划。脊灰疫苗免疫程序也调整为:宝宝 2 月龄时接种 1 剂脊灰灭活疫苗(IPV),宝宝 3 月龄、4 月龄、4 周岁各接种 1 剂二价脊灰减毒活疫苗(bOPV)。

68. 为什么实施新的脊髓灰质炎疫苗免疫策略?

新的脊灰疫苗免疫策略的调整是全球消灭脊灰的统一行动,也是我国脊灰防控工作的实际需要。因为脊灰病毒有Ⅰ型、Ⅱ型和Ⅲ型 3 个血清型,相应的疫苗也需要包含 3 个血清型的疫苗毒株,即三价脊灰疫苗(tOPV)。2000 年,我国通过世界卫生组织认证,实现了无脊灰目标。但由于邻近多国仍有脊灰野病毒流行,为防止脊灰输入病例的发生,2000 年以来我国仍然继续使用 tOPV。2015 年,世界卫生组织宣布Ⅱ型脊灰野病毒已经在全球范围内被消灭,接种含Ⅱ型毒株的减毒活疫苗已经没有必要。为此,世界卫生组织决定全球停用 tOPV,改用含有Ⅰ型、Ⅲ型两个血清型的 bOPV,同时要求各国应引入至少 1 剂次脊灰灭活疫苗。本次调整在包括中国在内的仍在使用脊灰减毒活疫苗的 155 个国家同步实施。

69. 口服脊髓灰质炎减毒活疫苗（OPV）和灭活脊髓灰质炎疫苗（IPV）有何区别？

OPV 的主要成分是减毒脊髓灰质炎病毒，目前在我国属于Ⅰ类疫苗，适龄儿童可以免费接种，采用口服接种，接种后可以诱导机体肠道免疫并会产生血液中和抗体。IPV 的主要成分为灭活脊髓灰质炎病毒抗原，目前只有第 1 针次纳入我国国家免疫规划，其余针次还需要受种者付费接种，采用肌内注射，接种后主要诱导机体产生血液中和抗体，无法诱导肠道免疫。口服 OPV 可出现罕见的脊灰疫苗相关病例，免疫缺陷症患者及接受免疫治疗者不能接种该疫苗。IPV 目前尚无严重异常反应的报道，可以用于免疫缺陷患者脊髓灰质炎预防。

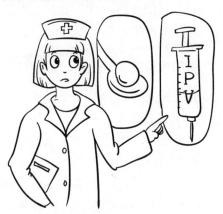

70. 哪些儿童不宜打百白破疫苗？

百白破疫苗是儿童专用疫苗，成人禁止使用。凡患有癫痫、脑病、严重心肝肾疾病、神经系统疾患、活动性肺结核以及有过敏史、惊厥史者，均不能打百白破疫苗。急性传染病（包括恢复期）及发热患儿应暂缓接种，等疾病痊愈、机体状况好转后再补种。

71. 打百白破疫苗后可能出现哪些反应？

注射百白破疫苗后的反应多数比较轻微，有的在注射后6~10小时内接种部位可出现红肿、疼痛、发痒，或者有低热等症状，一般不需特殊处理，2~3天即自行消退。个别人在接种疫苗后会在注射部位出现硬结，常要1~2个月才能消退，可用热毛巾反复热敷。如果注射百白破疫苗后出现高热、惊厥等异常情况者，以后不能再注射百白破疫苗。

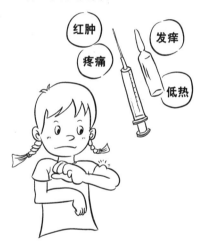

72. 预防麻疹有哪些疫苗？

能预防麻疹的疫苗有麻疹风疹联合减毒活疫苗、麻疹腮腺炎联合减毒活疫苗和麻疹腮腺炎风疹三联减毒活疫苗。

73. 为什么儿童满 8 月龄才打麻疹风疹联合疫苗？

主要是因为 8 个月之前的婴儿血液中含有从母亲那获得的

麻疹抗体,如果接种麻风疫苗,疫苗中的病毒就会被抗体中和掉,使疫苗不能发挥效力,达不到刺激机体产生免疫力的目的。等到8个月以后,从母亲处获得的抗体基本消失,婴儿的免疫系统亦更加完善,这时接种麻风疫苗就容易成功。所以,接种麻风疫苗的起始年龄规定为8个月龄。

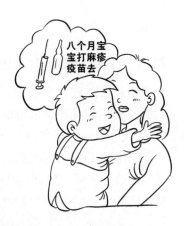

74. 为什么建议接触过麻疹患者后应尽快打麻疹疫苗?

麻疹传染性极强,易感者接触后 90% 以上均可发病。由于麻疹的平均潜伏期一般为 10 天左右,而接种麻疹疫苗后产生免疫力的时间约为 7 天左右,因此,对麻疹无免疫力的儿童或成人在接触麻疹患者后 3 天内如能立即接种麻疹疫苗,仍有可能预防发病,而且接种越早,效果越好;即使未能控制发病,亦可减轻症状,减少并发症。

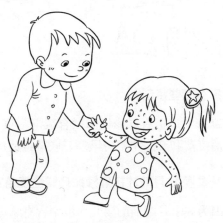

75. 哪些人不宜打麻疹疫苗？

急性传染病患者(包括恢复期)或慢性病急性发作期患者(含活动性结核病);有严重佝偻病或营养不良,心、肝、肾疾病,血液病,急慢性中耳炎和糖尿病等疾患者;对新霉素和鸡蛋有过敏史者,患荨麻疹者,对药物或血清等有过敏史者;免疫缺陷病及恶性肿瘤、艾滋病患者,或正在接受免疫抑制剂治疗和放射治疗的患者;近6周内接受过免疫球蛋白、全血或血制品者,均不宜接种麻疹疫苗;此外,孕妇不宜接种,育龄期妇女接种麻疹疫苗后3月内应避免怀孕。高热或发热持续较长时间的人,应推迟至恢复后再接种。

76. 预防流脑有哪些疫苗？

目前我国使用的有 A 群脑膜炎球菌多糖疫苗、A 群 C 群脑膜炎球菌多糖疫苗、A 群 C 群脑膜炎球菌结合疫苗和 ACYW135 群脑膜炎球菌多糖疫苗,能预防相应群的脑膜炎奈瑟氏菌引起的流行性脑脊髓膜炎。其中 A 群脑膜炎球菌多糖疫苗和 A 群 C 群脑膜炎球菌多糖疫苗属于一类疫苗。

77. 哪些人不宜接种流脑疫苗？

有中枢神经系统感染的患者,或患有脑炎后遗症者;有癫痫、癔症、抽搐、高热惊厥史的人和精神病患者;严重心脏、肝脏、肾脏疾病,尤其是脏器功能不全的患者,以及活动性肺结核患者不宜接种流脑疫苗。过敏体质者如必须接种流脑疫苗,应告诉医师过敏的情况和严重程度,在医师的监护下接种疫苗。发热、急性传染病患者(包括恢复期),应等疾病恢复后补种。

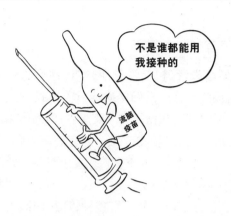

78. 预防乙脑有哪些疫苗?

目前预防乙脑的疫苗有乙脑减毒活疫苗和乙脑灭活疫苗两种,两种疫苗的接种效果都很好,但是接种程序不同。

79. 哪些儿童不宜接种乙脑疫苗?

患有严重心脏、肝脏、肾脏疾病,急慢性中耳炎,以及活动性肺结核患者;有癫痫、癔症、抽搐、高热惊厥史的人和精神病患

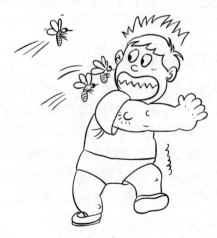

者;过敏体质者或既往对抗生素、生物制品发生过敏的人;已知患有免疫缺陷病及恶性肿瘤、艾滋病的患者,或正在接受免疫抑制剂治疗和放射治疗的患者都不宜接种乙脑疫苗。发热、急性传染病患者(包括恢复期)、慢性病的进展期和活动期应等疾病恢复后补种。

80. 为什么说注射甲肝疫苗是预防甲肝最有效的手段?

甲型病毒性肝炎简称甲肝,是一种病从口入的传染病,传染性强。在日常生活中,与甲肝患者密切接触、共用餐具、茶杯、牙具等,吃了被甲肝病毒污染的食物和水,都可能受到传染。接种甲肝疫苗后机体能产生对付甲肝病毒的高水平抗体,获得良好的持久免疫力。可见,预防甲肝最有效、最经济、最方便的手段就是注射甲肝疫苗。

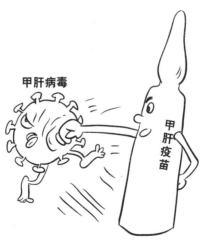

81. 目前国内常用的甲肝疫苗有哪几种?

目前我国常用的甲肝疫苗有减毒活疫苗和灭活疫苗两种,

两种疫苗接种后的免疫效果都很好。

82. 哪些人不宜接种甲肝疫苗?

发热者、患急性传染病或其他严重疾病者、免疫缺陷或接受免疫抑制剂治疗者、过敏性体质者、孕妇,不能接种甲肝减毒活疫苗。患有肝炎或其他严重疾病者、已知对疫苗任何一种成分过敏者,不能接种甲肝灭活疫苗。发热性疾病患者需考虑延迟接种。

83. 哪些人需要接种钩端螺旋体疫苗?

钩端螺旋体病俗称"打谷黄",主要通过鼠、猪等传染源的尿液污染水体而传播,在8~9月份或雨季洪水季节多发,农民是主要的感染人群。典型症状有高热、小腿肚疼痛、出血等,病情发展后可能出现肺、心、肝、肾、脑等器官损害,甚至危及生命。钩端螺旋体疫苗主要是用于发生钩端螺旋体病疫情,或洪涝灾害中可能导致钩端螺旋体病暴发流行时的应急预防接种。

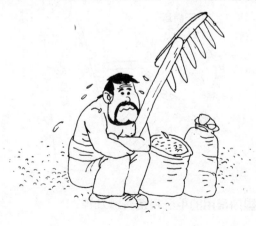

84. 接种钩端螺旋体疫苗需要注意什么？

钩端螺旋体疫苗接种需要间隔 7~10 天接种 2 剂次。该疫苗的接种禁忌证为：发热，急性传染病、严重心脏病、高血压患者，肝、肾疾病患者，神经系统疾病和精神病患者；妊娠期及哺乳期妇女；对疫苗成分过敏者。处于月经期的妇女应暂缓疫苗接种。

85. 哪些人需要接种炭疽疫苗？

炭疽是由炭疽杆菌引起的一种动物源性传染病，人们对炭疽普遍易感。当发生炭疽疫情时，主要对炭疽病例或病畜的间接接触者，疫点周边区域内的高危人群，炭疽流行区的易感人群及参加防治工作的专业人员进行炭疽疫苗的应急接种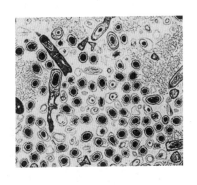；但是病例或病畜的直接接触者和患者不能接种炭疽疫苗。

86. 哪些人需要接种出血热疫苗？

流行性出血热是以老鼠为主要传染源，经食物、空气、密切接触等传播的传染病，在我国广泛流行，以发热、休克、充血、出血和肾衰竭为主要表现。出血热疫苗主要对发病率较高地区的居民进行普种。

87. 哪些人应该接种流感疫苗？

所有希望避免感染流感的人，只要没有接种禁忌证、年龄在 6 个月以上者都可以选择合适的流感疫苗进行预防接种。根据原国家卫计委《中国流行性感冒疫苗预防接种指导意见》,重点推荐接种流感疫苗的有 7 类人群:60 岁以上人群;慢性病患者及体弱多病者;医疗卫生机构工作人员(特别是一线工作人员);小学生和幼儿园儿童;养老院、老年人护理中心、托幼机构的工作人员;服务行业从业人员(特别是出租车司机,民航、铁路、公路交通的司乘人员,商业及旅游服务的从业人员等);经常出差或到国内外旅行的人员。

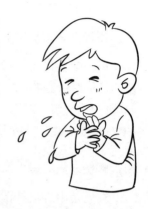

88. 常见的流感疫苗有哪几种?

目前我国使用的流感疫苗有 3 种:全病毒灭活疫苗、裂解疫苗和亚单位疫苗。每种疫苗都含有甲 1 亚型、甲 3 亚型和乙型 3 种流感灭活病毒或抗原成分。

89. 哪些人不宜接种流感疫苗?

禁止接种流感疫苗的人群,包括对鸡蛋或疫苗中其他成分过敏者;格林巴利综合征患者;怀孕 3 个月以内的孕妇;急性发热性疾病患者;慢性病发作期患者;严重过敏体质者。12 岁以下儿童不能使用全病毒灭活疫苗。怀孕 3 个月以上的孕妇慎用流感疫苗。

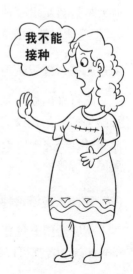

我不能接种

90. 为什么流感疫苗需要每年都打?

流感病毒是一种造成人类及动物患

流行性感冒的病毒,人类流感病毒可分为甲型(A型)流感病毒、乙型(B型)流感病毒和丙型(C型)流感病毒3种。因流感病毒变异快,每年的流行株可能不一样,所以世界卫生组织每年根据分布在世界各地100多个流感监测中心的监测信息,预测下一年度流感病毒的流行株,并推荐给疫苗生产厂家,疫苗生产厂家则按照世界卫生组织的推荐,选择流行株培育进行流感疫苗生产,每年9月新的流感疫苗在世界各地统一上市。所以我们每年都要接种新的流感疫苗。

91. 什么时间打流感疫苗比较合适?

在流感流行高峰前1~2个月接种,能有效发挥疫苗的保护作用。原卫生部推荐的流感疫苗接种时间是每年的9~11月。

92. 为什么接种流感疫苗后还会得感冒?

首先要明确:流感和普通感冒是两种完全不同的疾病。

流感是由流感病毒引起的急性呼吸道传染病,好发于冬春季,传播力极强,易造成局部地区或世界性流行。有高热、畏寒、乏力、全身肌肉酸痛、眼结膜充血和轻度呼吸道症状,能加重心、肺疾患,可引起继发细菌性肺炎或原发流感病毒性肺炎等严重并发症。

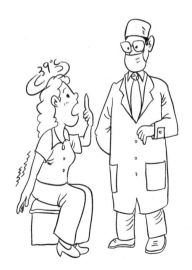

普通感冒,中医称为"伤风",引起该病的病原体多达百余种,可以是病毒也可以是细菌

等。一般起病较缓,发热不超过 39℃,上呼吸道症状如咳嗽、咽痛、鼻塞、胸闷等比较明显,而头痛、全身酸痛等症状较轻,有的人在一段时间内可以反复多次感冒。

接种流感疫苗只对流行性感冒有一定的保护作用,自然不能预防普通感冒的侵袭。

93. 流感疫苗与 b 型流感嗜血杆菌疫苗一样吗?

流感疫苗和 b 型流感嗜血杆菌疫苗(简称 Hib)是不一样的,流感疫苗是预防流感病毒引起的流行性感冒,而 Hib 疫苗是预防流感嗜血杆菌引起的脑膜炎、肺炎、会厌炎、败血症、蜂窝组织炎、心包炎、脊髓炎等。流感嗜血杆菌主要通过空气飞沫传播。5 岁以下儿童,尤其是 2 个月~2 岁的婴幼儿很容易被传染。

94. 接种 b 型流感嗜血杆菌疫苗要注意什么?

b 型流感嗜血杆菌疫苗接种对象为 2 月龄~5 周岁的儿童,接种程序是根据儿童开始接种疫苗的年龄确定的,最好是 2 月龄开始接种,如果超过5 周岁就没有必要再接种 Hib疫苗了。

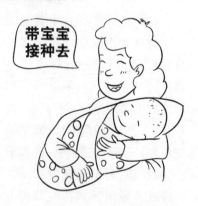

当患急性感染或发热性疾病期间,应暂缓接种 Hib。恶性肿瘤患者,正在接受免疫抑制治疗的患者,或存在其他免疫功能缺陷者,以及患有严重心脏病、高血压、肝脏、肾脏病者和孕妇禁用。

95. 轮状病毒疫苗可以预防什么疾病？

轮状病毒具有高度传染性，是引起婴幼儿感染性腹泻的主要病因。以6个月至3岁以内的婴幼儿发病率最高。感染高峰期为秋冬季，所以轮状病毒感染性腹泻又称"秋季腹泻"。主要临床症状包括水样腹泻，伴有发热、呕吐和腹痛，治疗不当可导致患儿严重脱水、肺炎及中毒性心肌炎等严重的并发症。

世界卫生组织认为，除了疫苗，没有一种有效方法能够完全消除轮状病毒及其传播。可见对于儿童来言，轮状病毒疫苗是十分有必要接种的。

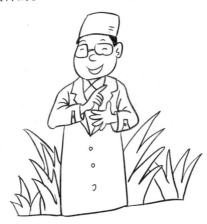

96. 口服轮状病毒疫苗要注意些什么？

口服轮状病毒疫苗服用方法是用吸管吸取疫苗，直接喂于婴幼儿，不能用热水送服，疫苗要一次服用完，不可分数次服用。

有下列情况之一者，不宜服用口服轮状病毒疫苗：患严重疾病、急性或慢性感染者；患急性传染病及发热者；先天性心血管系统畸形患者，血液系统、肾功能不全疾患者；严重营养不良、过敏体质者;患消化道疾患,肠胃功能紊乱者;有免疫缺陷和接受抑制治疗者。另外,注射过免疫球蛋白及接种过其他疫苗者,应间隔2周以后再口服轮状病毒疫苗。

97. 霍乱疫苗可以预防什么疾病?

霍乱疫苗可以预防霍乱及产毒性大肠杆菌所致腹泻。接种对象包括以下人群:卫生条件较差的地区、霍乱流行和受流行感染威胁地区的人群;旅游者、旅游服务人员;水上居民;饮食业与食品加工业、医务防疫人员;遭受自然灾害地区的人员;军队执行野外战勤任务的人员;野外特种作业人员;港口、铁路沿线工作人员;下水道、粪便、垃圾处理人员。

98. 水痘疫苗可以预防哪些疾病?

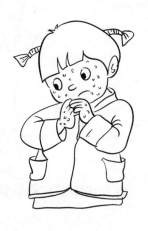

水痘是由水痘-带状疱疹病毒引起的急性传染病,具有高度传染性,可通过直接接触水痘疱疹液和空气飞沫传播,也可以通过污染的用具、玩具传播,经常在幼儿园和小学内暴发流行。水痘患者病后免疫力持久,一般不再生水痘,但病毒潜伏在体内,多年后一旦机体抵抗力下降,病毒活力被激发后,便可发生带状疱疹。所以接种水痘疫苗不仅可以预防水痘,还可以预防今后可能发生的带状疱疹。

99. 接种水痘疫苗要注意什么?

患严重疾病或发热者要等到疾病痊愈康复后再接种。凡对庆大霉素和卡那霉素过敏者、孕妇、白细胞计数少于 1200/mm^3 者禁用。患白血病、肿瘤及免疫功能缺陷症者，或其他药物过敏者应在医师指导下慎用。

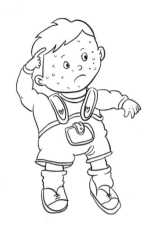

100. 什么是肺炎疫苗？

肺炎球菌感染是在世界范围内引起死亡的重要原因之一，也是肺炎、脑膜炎、中耳炎的主要病因。近年来，由于肺炎球菌对抗生素产生不同程度的耐药性，给治疗带来了困难。对于肺炎应重在预防，接种肺炎疫苗是预防肺炎最好的一种办法。

目前我国使用的肺炎疫苗主要有 13 价肺炎结合球菌和 23 价肺炎球菌多糖疫苗。接种肺炎疫苗可以有效地预防肺炎球菌感染而引起的肺炎、脑膜炎和中耳炎等疾病。

101. 接种 23 价肺炎疫苗要注意什么？

23 价肺炎球菌多糖疫苗的接种对象是 2 岁以上所有可能受肺炎球菌侵袭的人，特别是 2 岁以上常有呼吸道感染的儿童和 50 岁以上的中老年人。

患急性传染病或发热性疾病期间及恢复期的患者应暂缓接种。严重的心脏、肝脏、肾脏功能不全或肺功能障碍的患者，正在进行免疫抑制治疗的患者，以及对疫苗中的任何成分过敏者，妊娠期和哺乳期的妇女，都不宜接种肺炎疫苗。

在流感流行前，23 价肺炎疫苗和流感疫苗联合使用能增加免疫效果。接种肺炎疫苗后的保护抗体水平至少可以维持 5 年，一般而言只需接种一次。但身体虚弱者或有肺炎球菌感染高度危险者,在首次接种 5 年后需要再次接种。

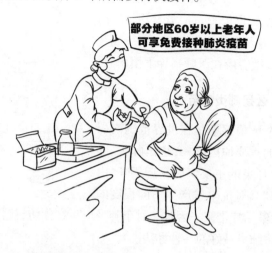

部分地区60岁以上老年人可享免费接种肺炎疫苗

102. 哪些人需要接种伤寒疫苗?

伤寒是由伤寒沙门菌感染引起的一种急性肠道传染病。典型症状有厌食、肌痛、发热、腹部不适和头痛等。伤寒疫苗适用于伤寒流行地区的学龄前儿童、将前往伤寒流行地区的旅行者以及临床微生物实验室里需开展伤寒沙门菌研究的技术人员。要注意的是,伤寒疫苗不能应用于暴露后预防。

103. 哪些人需要接种戊肝疫苗?

戊肝既往被称为肠道传播的非甲非乙型肝炎,是一种人畜共患的传染病。该病症状与甲肝相似,且大多数患者可自愈,但孕妇、老年人以及慢性病患者感染后病死率高。戊肝疫苗是一种新疫苗,2012 年在国内批准上市,目前主要用于 16 岁以上人群,特别推荐用于感染戊肝风险高或感染后病情较重的人群,包括食品从业者、学生、部队官兵、育龄期妇女、慢性乙肝患者、老年人等。

104. 哪些人需要接种人乳头瘤病毒疫苗？

感染人乳头瘤病毒可引起生殖器疣、皮肤疣、乳头状瘤和宫颈癌等多种疾病。宫颈癌是全球妇女第二位常见的恶性肿瘤，99%以上的宫颈癌与生殖器感染人乳头瘤病毒有关。世界卫生组织推荐将人乳头瘤病毒疫苗首先用于9~26岁的女孩和妇女，并在首次进行性行为前接种疫苗；男性接种该疫苗也可能直接预防相关的肛门与生殖器恶性肿瘤，并在理论上可降低将人乳头瘤病毒传播给妇女的机会。

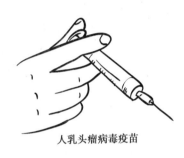

人乳头瘤病毒疫苗

105. 人乳头瘤病毒疫苗有哪几种？

人乳头瘤病毒疫苗有二价、四价和九价3种，目前，内地3种疫苗均已陆续上市。

106. 哪些人不宜接种人乳头瘤病毒疫苗？

对疫苗成分发生严重变态反应者、患中重度急性疾病者以及妊娠期妇女均不宜接种人乳头瘤病毒疫苗。

107. 哪些人需要接种布氏杆菌疫苗？

布鲁氏菌病又称波状热、马耳他热、地中海弛张热，主要通过皮肤黏膜直接接触布氏杆菌而感染，也可以通过消化道和呼吸道感染。人体接种布氏杆菌疫苗后体内抗体水平维持时间较短，需每年接种，但多次接种后会引起人体皮肤变态反应甚至病理变化。目前不主张广泛接种,主要应用暴露前预防。对于布病流行区长期接触牲畜的放牧员、饲养员、挤奶员、接羔人员、屠宰人员、皮毛加工人员、兽医等高危人群需要每年免疫一次。布氏杆菌疫苗采用皮上划痕进行接种。

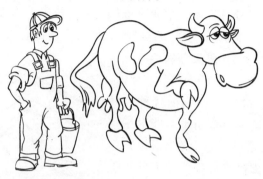

108. 哪些人群需要接种鼠疫疫苗?

目前鼠疫疫苗主要用于暴露前免疫,主要接种对象为:发现人间或动物间鼠疫的地区,在鼠疫流行期前 1~2 个月对人群进行普遍接种;进入动物间鼠疫疫区工作或捕猎的人员,应在开展工作或捕猎前 2 个月完成接种;接触鼠疫耶尔森菌的实验室工作人员。目前对于无鼠疫疫苗免疫史者进行暴露后预防接种效果尚不可靠;对于有疫苗接种史者,可以在发生疫情后,于前次疫苗接种后 6 个月再接种 1 次。

109. 哪些人群需要接种风疹疫苗?

风疹是由风疹病毒通过呼吸道和直接接触传播引起的急性病毒性传染病,发病年龄以 5~9 岁为主,是儿童常见的出疹性疾病之一,一年四季均可发病。该病最大的危害在于,母亲在怀孕早期,特别是前 3 个月感染风疹会造成流产、死产和新生儿先天性风疹综合征。风疹疫苗的接种对象为8月龄以上的易感者。该疫苗的禁忌证为：患严重疾病、发热者；有过敏史者；妊娠期妇女。育龄期妇女注射该疫苗后应至少避孕3个月。

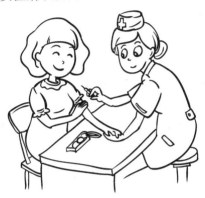

110. 哪些人群需要接种黄热病疫苗？

　　黄热病是一种主要存在于非洲和美洲热带地区的虫媒传染病，通过伊蚊叮咬传播，主要感染人和猴子。该病的急性期症状以发热、肌肉痛、头痛、战栗、食欲不振、恶心呕吐为主。大部分病例的症状会在3~4天内消失或有所改善。部分病例会进入毒性期，出现黄疸和出血症状。大约50%的毒性期病例会在进入毒性期的10~14天死亡。该病目前没有特异性的治疗方法，对于进入或经过黄热病流行区的人员推荐预防接种黄热病疫苗，但小于6月龄的幼儿不宜接种。

111. 被动物咬伤或抓伤后，应该怎么办？

　　被狗、猫、老鼠等动物咬伤或抓伤是感染狂犬病的常见途径。狂犬病俗称"恐水病""疯狗病"等，是由狂犬病毒引起的以侵犯中枢神经系统为主的急性传染病，也是所有传染病中最凶

险的病毒性疾病,一旦发病,几乎 100% 死亡,因此正确处理相
当重要。

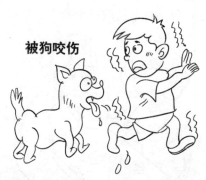

被狗咬伤

一旦被动物咬(抓)伤后,首先应立即用肥皂水或者是清水
彻底冲洗伤口至少 15 分钟,并尽快到当地狂犬病防治门诊根据
伤情进一步处理伤口,注射狂犬病疫苗。凡是裸露的皮肤被轻
咬,或无出血的轻微抓伤或擦伤,都应接种狂犬病疫苗。如咬伤
或抓伤有出血、破损的皮肤被舔或黏膜被动物的唾液等体液污
染时,在接种狂犬病疫苗时还应注射人狂犬病免疫球蛋白或抗
血清。

112. 被无明显狂犬病症状或曾经接种过动物用狂犬病疫苗的狗咬伤后是否需要接种狂犬病疫苗?

有研究发现,外观健康犬也有可能传播狂犬病病毒,因此被
无明显狂犬病症状的狗咬伤后仍需要接种狂犬病疫苗。

由于目前无法对每只接种过动物用狂犬病疫苗的动物进行
免疫效果评价,无法确定咬人动物是否免疫成功,鉴于狂犬病发
病后几乎 100% 死亡,被曾经接种过动物用狂犬病疫苗的狗咬
伤后仍需要接种狂犬病疫苗。

113. 注射狂犬病疫苗有禁忌证吗?

由于狂犬病是凶险的致死性疾病,因此妊娠期、哺乳期妇女,新生儿、婴儿、儿童、老年人或同时患有其他疾病者,并不成为接种疫苗的禁忌证。无论伤人动物是否为患狂犬病动物,均应尽早接种狂犬病疫苗。

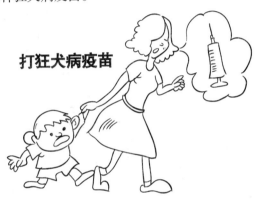

打狂犬病疫苗

114. 注射狂犬病疫苗期间应注意什么?

在注射狂犬病疫苗期间,一是要按时进行接种,二是要忌酒、浓茶等刺激性食物,避免剧烈活动,以防止疫苗接种反应的发生。

如发现患者对正在使用的狂犬病疫苗过敏,可更换另一种疫苗继续原有程序(如第二针及以后针次发生过敏)或重新开始免疫程序(如第一针发生过敏)注射。仍然发生过敏者,可到医院进行抗过敏治疗,之后再完成全程疫苗的注射。

115. 什么情况下要打狂犬病免疫球蛋白?

凡被动物咬、抓出血或伤及黏膜的,在接种狂犬病疫苗的同时必须注射人狂犬病免疫球蛋白。狂犬病免疫球蛋白按照每千克体重 20IU 计算用量,作伤口浸润注射和肌内注射。

116. 接种狂犬病疫苗后再度被咬伤或抓伤该如何处理?

接种狂犬病疫苗后再度被咬伤或抓伤者,首先应做的仍然是立即对伤口进行彻底的冲洗与消毒处理。

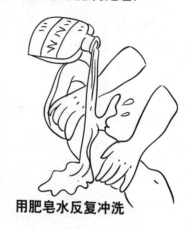

如果在狂犬病疫苗接种过程中再次被咬,则继续按原程序完成全程接种即可,不需加大剂量。如果在全程接种符合效价标准的疫苗后半年内再次被咬抓伤,一般不主张再次免疫,可

用肥皂水反复冲洗

参考产品说明书或根据临床医师建议决定是否采取加强免疫措施。在完成全程免疫后 1 年内再次被动物致伤者,应于第 0、3 天各注射 1 针狂犬病疫苗。在完成全程免疫后 1~3 年内再次被动物致伤者,应于 0、3、7 天各注射 1 针狂犬病疫苗;超过 3 年者就要重新完成 5 针次的全程免疫。

此外,对暴露前后所用的疫苗效价无法证实者及免疫回忆应答无法确认者仍应进行全程免疫。

117. 狂犬病疫苗暴露前免疫如何进行?

暴露前免疫是指未被动物致伤或未接触狂犬病病毒前进行狂犬病疫苗的预防性接种。所有的人均可进行暴露前免疫,以下人群应优先考虑:和犬猫等动物接触机会较多的人员,以及狂犬病诊疗、研究人员,疫苗生产者,狂犬病实验室工作人员和护理狂犬病病人的医务人员;前往狂犬病高发地区工作或旅游者及高发地区的儿童。暴露前免疫的程序为在 0、7、21(或 28)天各接种 1 剂次狂犬病疫苗。全程完成暴露前基础免疫后,在没有动物致伤的情况下,1 年后加强 1 针,以后每隔 3~5 年加强 1 针,可在体内长期维持狂犬病中和抗体保护水平。

118. 儿童被犬、猫等动物咬伤当天按计划需要接种计划免疫疫苗,此时应该怎么办?

基于狂犬病发病后几乎 100% 死亡,应该优先接种狂犬病疫苗。

119. 狂犬病疫苗是否必须在被动物咬伤后 24 小时内接种?超过 24 小时后再接种狂犬病疫苗是否有效?

被动物咬伤后应尽早接种狂犬病疫苗,在狂犬病病毒进入神经系统前接种狂犬病疫苗是有效的。由于狂犬病潜伏期时间长短跨度较大,因此被动物咬伤后,不论时间间隔多久,均应尽快接种狂犬病疫苗。

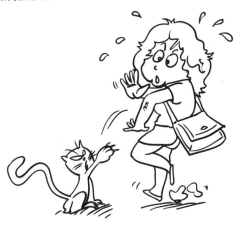

120. 全程接种狂犬病疫苗后是否需要进行抗体检测？

在犬伤门诊按照《狂犬病暴露预防处置工作规范》要求进行处置并接种狂犬病疫苗后，一般不需要进行抗体检测。对于艾滋病等免疫低下的犬伤暴露者，在条件允许的情况下可以进行抗体检测。

后记

预防接种工作是卫生事业成效最为显著、影响最为广泛的工作之一，也是各国预防控制传染病最主要的手段。通过预防接种，全球已经成功消灭了天花。

我国自1978年实行儿童计划免疫以来，通过普及儿童免疫，曾经严重危害儿童健康的白喉、百日咳、脊髓灰质炎、麻疹等传染病得到了有效的控制。2000年，我国实现了无脊髓灰质炎目标。实施乙肝疫苗接种后，小于5岁儿童乙肝病毒表面抗原携带率从1992年的9.67%降至2014年的0.32%。因疫苗接种，乙肝病毒慢性感染者减少了3000多万人。2008年，我国扩大国家免疫规划范围，将甲肝、流脑、乙脑、麻腮风疫苗等15种可以通过接种疫苗有效预防的传染病纳入国家免疫规划，形成了目前"十二苗防十五病"的免疫规划格局。预防接种服务与百姓生活更加贴近。

尽管疫苗在预防疾病方面劳苦功高，但是还有不少争论与质疑随之而生。近几年疫苗事件被炒得沸沸扬扬，一方面突出了预防接种工作的重要性，另一方面也显示了公众对疫苗安全的关注度。科学认识疫苗的作用，理性对待疫苗的不良反应，将有效地推动免疫规划工作的开展。本次修订延续了第1版科学、通俗、有效的问答方式，在原来的100问的基础上调整为120问，修正和新增了疫苗程序和种类等内容，用认真、负责、严谨的态度告诉大家如何做到安全接种。

鉴于本书修订时间仓促，涉及的新疫苗不断研制成功，难以将最新资料全面修订,错误与不足之处在所难免,希望各位专业人士和广大读者不吝批评指正。

编者
2018 年 3 月